BEI GRIN MACHT SICH IHR
WISSEN BEZAHLT

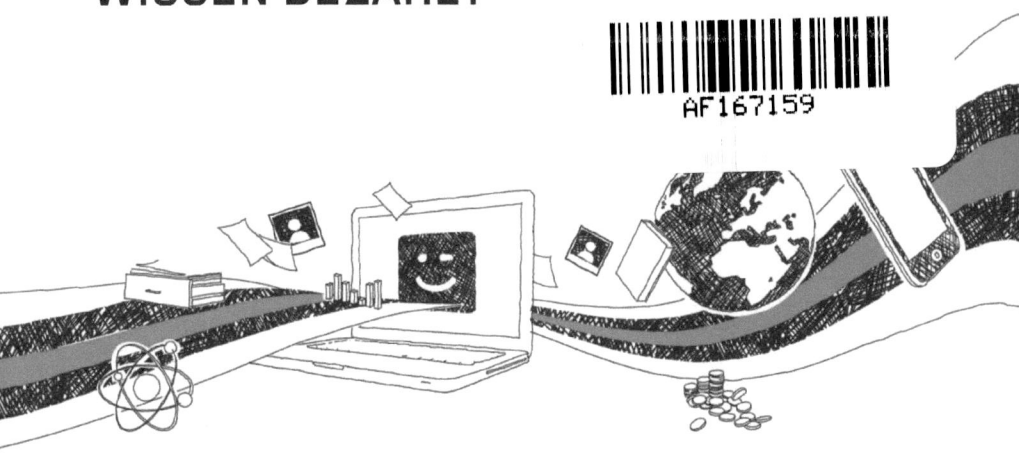

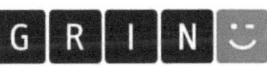

Durchführung einer Ernährungsberatung unter Einbezug des GROW-Modells

Diana Schöniger

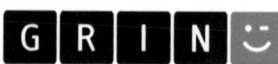

Bibliografische Information der Deutschen Nationalbibliothek:

Die Deutsche Nationalbibliothek verzeichnet diese Publikation in der Deutschen Nationalbibliografie; detaillierte bibliografische Daten sind im Internet über http://dnb.d-nb.de abrufbar.

ISBN: 9783346301987
Dieses Buch ist auch als E-Book erhältlich.

Druck und Bindung: Books on Demand GmbH, Norderstedt Germany
Gedruckt auf säurefreiem Papier aus verantwortungsvollen Quellen

Das vorliegende Werk wurde sorgfältig erarbeitet. Dennoch übernehmen Autoren und Verlag für die Richtigkeit von Angaben, Hinweisen, Links und Ratschlägen sowie eventuelle Druckfehler keine Haftung.

Das Buch bei GRIN: https://www.grin.com/document/958145

Name, Vorname:	Schöniger, Diana

Modul:	Ernährungspsychologie
Studiengang:	Ernährungsberatung
Datum Präsenzphase:	15.01.2018 – 17.01.2018
Studienort:	Leipzig

Inhaltsverzeichnis

1 Einleitung

Die Klientin kommt auf eigenen Wunsch zur Ernährungsberatung. Kosten und vertragliche Vereinbarungen entfallen, da die Beratung im Mitgliederbeitrag des Fitnessstudios enthalten ist.

In dieser Arbeit, mit Außnahme Kapitel 3.1, wird weiter nicht der Begriff „Berater" und „Beratung" verwendet, sondern „Coach" und „Coaching".

Ein erstes persönliches Gespräch bzw. die erste persönliche Begegnung zwischen Coach und Klientin dient dem gegenseitigen Kennenlernen und Abtasten, um zu prüfen, ob die Basis zur Zusammenarbeit gegeben ist. Inhaltlich betrachtet benennt die Klientin ihre Anliegen und Erwartungen. Der Coach verschafft sich darüber einen Überblick und beantwortet ihr Fragen zum Ablauf des Coachings. Auch schildert er Möglichkeiten und Grenzen seines Beratungsansatzes. Entscheiden sich Klientin und Coach dafür, miteinander arbeiten zu wollen, werden die ersten Termine für kommende Sitzungen vereinbart. (Mahlmann, 2001, S. 43)

Diese Voraussetzung ist hier gegeben. Die Sitzungen werden jeweils mit einer Dauer von 60 Minuten angesetzt und finden einmal wöchentlich statt. Das Coaching findet als Einzel-Coaching statt.

Die Vorteile dabei sind, dass die vertrauliche Arbeit besser möglich ist als in einer Gruppe, es ohne Wissen anderer Personen stattfinden kann, die Vertraulichkeit des Coachings einfacher zu gewährleisten ist, die Offenheit der Klientin größer ist als in einer Gruppe, private Themen sanktionsfrei bearbeitet werden können, die Spezialisierung auf ganz bestimmte Themen möglich ist, die Anliegen der Klientin umfassend und – sofern gewünscht – langfristig bearbeitet werden können. (Rauen, 2014, S. 39-40)

1.1 Eingangsgespräch und Anamnese

Das Eingangsgespräch und die Anamnese sind die Basis für das Coaching mit der Klientin.

Wie oben kurz angedeutet, erhält man so neben wertvollen Hintergrundinformationen und der Klärung der aktuellen Ausgangssituation, Aussagen über ihre die Ziele und Erwartungen. Auch profitiert diese von den Fragen, denn sie helfen, ihr Anliegen/ihren Änderungswunsch eigenständig und umfassend zu formulieren. (Rauen, 2014, S. 68)

Die gewonnen Daten aus dem Eingangsgespräch und der Anamnese sind nachfolgend aufgeführt.

Die Klientin ist 43 Jahre alt, arbeitet derzeit als Verwaltungsangestellte an einer Gesamtschule und ihr höchster Bildungsabschluss ist das Abitur. Ihre Arbeitszeit beträgt sieben Stunden pro Tag und somit 35 Stunden in der Woche. Sie hat zwei Kinder (vier und sieben Jahre alt, beide männlich) und ist alleinerziehend.

Die Klientin ist 1,65 m groß und wiegt 75 kg. Der daraus berechnete BMI befindet sich mit 27,5 kg/m² in der Kategorie „Übergewicht", genauer in der Kategorie „Präadipositas". (WHO, 2000, S. 9) Ihr Taillenumfang beträgt 86 cm und der Hüftumfang 100 cm. Ihr Körperfettanteil liegt bei 35 %. Der Blutdruck liegt mit 123/81 mmHg im normalen Bereich. (Deutsche Hochdruckliga, 2017, S. 9)

Als sportliche Aktivität geht sie zweimal in der Woche joggen für je eine Stunde bei mittlerer Intensität. An den Wochenenden unternimmt sie mit ihren beiden Kindern etwas (z.B. Spielplatz, Schwimmbad). Dies sind etwa vier Stunden zusätzliche leichte Bewegung pro Woche.

Die Klientin hat keine körperlichen Einschränkungen oder Erkrankungen und nimmt auch keine Medikamente. Sie hat aber zu viel Stress. Dies macht sich durch verschiedene Stresswarnsignale bemerkbar, die auf unterschiedlichen Ebenen ablaufen (körperliche Ebene, emotionale Ebene, kognitive Ebene, Verhaltensebene und soziale Ebene).

Als körperliche Symptome treten Kopfschmerzen, Verdauungsprobleme und Verspannungen auf. Die Verspannungen bringen einen steifen Hals, Schmerzen in den Schultern und im Rücken mit sich. Emotionale Symptome sind Anspannung und innere Unruhe. Kognitiv tritt Konzentrationsschwäche auf. Als Verhaltenssymptom tritt ein ungesundes Essverhalten in Form von Heißhungeranfällen auf, die bereits zu einer starken Gewichtszunahme geführt haben. Außerdem leidet sie unter Schlafstörungen. Diese zeichnen sich dadurch aus, dass sie mehrmals in der Nacht wach wird und dann für längere Zeit nicht wieder einschlafen kann. Am Morgen fühlt sie sich deshalb schlapp und nicht erholt. Auch zieht sie sich sozial zurück und trifft kaum noch Freundinnen.

Die Klientin hat im Vorfeld ein 7-Tage-Ernährungsprotokoll ausgefüllt, mit dem man einen realistischen Einblick in ihr aktuelles Ernährungsverhalten erhält. Außerdem wird der Klientin so ihr eigenes Ernährungsverhalten bewusst, denn durch das Führen dieses Protokolls lernt sie, sich selbst zu beobachten.

Das Protokoll gibt Aufschluss darüber, welche Nahrungsmittel/Getränke in welcher Menge gegessen/getrunken werden, um wie viel Uhr gegessen wird, wo und mit wem gegessen wird, aus welchem Grund gegessen wird (z.B. Stress, Heißhunger, Gewohnheit, Langeweile, Hunger, Freude) und wie man sich davor/danach fühlt.

Aus dem Ernährungsprotokoll lässt sich erkennen, dass die Klientin auf eine gesunde und ausgewogene Ernährung achtet. Sie isst täglich ca. 500 g Gemüse und 200 g Obst, mindestens 1,8 g Eiweiß/kg Körpergewicht in Form von magerem Fleisch, Fisch, Eiern, Milchprodukten und Hülsenfrüchten. Außerdem nimmt sie ungefähr 80 g Fett auf. Auch sind in ihrer Ernährung genug Ballaststoffe enthalten. Getrunken werden täglich 2 Tassen schwarzer Kaffee und 1,5 Liter Wasser. Alkohol trinkt sie keinen. Zwei Mahlzeiten am Tag (Frühstück und Abendessen) werden jeweils gemeinsam mit ihren Kindern eingenommen. Mittags isst sie mit einer Arbeitskollegin in der Kantine. An den Wochenenden isst sie immer zusammen mit ihren Kindern. Wie oben beschrieben leidet sie jedoch aufgrund des Stresses seit einiger Zeit regelmäßig (2-3 mal pro Woche) an Heißhungeranfällen, bei denen große Mengen an Schokolade und Chips verzehrt werden. Die Heißhungeranfälle treten meist nach dem Abendessen auf. Nach diesen Heißhungeranfällen fühlt sie sich schlecht und schuldig.

1.2 Die Ausgangssituation, das Problem und der Änderungswunsch der Klientin

Die Klientin leidet sehr unter den Symptomen, die der Stress mit sich bringt. Vor allem aber an den Heißhungeranfällen. Dadurch nahm sie in den letzten 10 Monaten 15 kg zu. Das entspricht einer durchschnittlichen Gewichtszunahme von 1,5 kg pro Monat. Sie sagt auch, dass sie sich z.B. auf Geburtstagsfeiern oder im Büro nicht zurück halten kann mit dem Verzehr von Süßigkeiten. Wenn sie erst einmal angefangen hat denkt sie, dass es jetzt sowieso egal ist und sie findet kein Ende.

Die Klientin hat den Wunsch den Stress zu reduzieren und damit die Stressreaktionen zu lindern bzw. zu beseitigen. Sehr wichtig ist es ihr abzunehmen, um sich wieder attraktiv zu fühlen und mehr Selbstbewusstsein zu bekommen. Der Wunsch der Abnahme bzw. dem Verzehr von weniger Süßigkeiten ist auch der Hauptgrund, um in das Ernährungs-Coaching zu kommen.

2 Coaching Prozess

Dieser Punkt erläutert das GROW-Modell erst theoretisch und beschreibt anschließend, was in den einzelnen Stufen mit der Klientin bearbeitet wird. Weiterhin wird jeweils ein Maßnahmenplan zum Verhaltenstraining und zur Rückfallprophylaxe erarbeitet.

2.1 GROW-Modell

Zur konkreten Gestaltung der einzelnen Coaching-Sitzungen empfiehlt Whitmore (1995) das GROW-Modell, das aus einer Fragenfolge von vier unterschiedlichen Bereichen, auf die nachfolgend näher eingegangen wird, besteht. Dieses Schema läuft stets gleich ab und ist unabhängig davon, ob es sich um Einzel-, Team- oder Selbst-Coaching handelt. (Whitmore, 1995, S. 57)

Angaben wie Gesamtdauer des Coachings, Zeitraum zwischen den Sitzungen und Kosten macht Whitmore jedoch nicht. (Rauen, 2001, S. 135)

Whitmore betrachtet das Coaching als eine genau zu erlernende Fähigkeit, die gut verstanden werden muss, viel Übung erfordert und zur Förderung von Bewusstsein und Verantwortung dient. (Whitmore, 1995, S. 10)

Dabei sieht er in einem Coach keinen Problemlöser, Lehrer, Berater, Ausbilder oder Experten, sondern vielmehr einen Ratgeber und Förderer, der das Bewusstsein wachsen lässt. Folgende Eigenschaften soll der Coach besitzen: geduldig, objektiv, unterstützend, interessiert, scharfsichtig, erkennend, selbstreflektierend, aufmerksam und zurückhaltend. Er sollte außerdem auch ein guter Zuhörer sein. (Whitmore, 1995, S. 47)

Dabei braucht er keine Erfahrungen oder Sachkenntnisse auf dem Gebiet, in dem er coacht, denn es könnte ihn daran hindern, unvoreingenommen bewusstseinsfördernd zu wirken. Die Gefahr besteht darin, dass Expertenwissen vom Coach zu oft eingesetzt wird und so die Eigenverantwortung des Klienten reduziert wird. (Whitmore, 1995, S. 48)

Whitmore verbindet einige Ziele und Vorteile mit dem Coaching. Diese sind: Leistungs- und Produktivitätsverbesserung, besseres Lernen, bessere Beziehungen, bessere Lebensqualität am Arbeitsplatz, mehr Zeit für die Manager, mehr kreative Ideen, schnellere und wirksamere Notfallreaktion, größere Flexibilität und Wandlungsfähigkeit, verbesserter Einsatz von Menschen, Fertigkeiten und Ressourcen. (Whitmore, 1995, S. 144-147)

Die oben genannten vier Bereiche des GROW-Modells sind:

- GOAL setting

- REALITY checking

- OPTIONS

- WHAT, WHEN, WHO, WILL

Die Coaching-Sitzung beginnt mit der Festlegung eines Ziels für die jeweilige Sitzung. Die Ziele werden von dem Klienten selbst entwickelt. Es wird zwischen Endzielen und Leistungszielen unterschieden. Endziele unterliegen selten gänzlich der eigenen Kontrolle. Dadurch kann die Verantwortung, diese zu erreichen, nicht vollständig übernommen werden. Aus diesem Grund gibt es die Leistungszeile, die weitgehend der eigenen Kontrolle unterliegen. Sie sind ein gutes Mittel um Fortschritte zu messen und man hat so eine sehr gute Chance an das Endziel zu gelangen. Das Endziel liefert die Inspiration und Motivation, das Leistungsziel bestimmt die einzelnen Schritte. Das Endziel sollte sich idealerweise auf ein Leistungsziel stützen. (Whitmore, 1995, S. 60-71) Dafür ist es notwendig, dass die Ziele Eigenschaften aufweisen, die in nachfolgender Abbildung aufgeführt sind.

S	pezific (spezifisch)
M	easurable (messbar)
A	ttainable (erreichbar)
R	ealistic (realistisch)
T	ime phased (zeitlich gegliedert)
P	ositively stated (positiv formuliert)
U	nderstood (verstanden)
R	elevant (bedeutsam)
E	thical (moralisch)
C	hallenging (lockend)
L	egal (legal)
E	nvironmental sound (umweltverträglich)
A	greed (akzeptiert)
R	ecorded (protokolliert)

Abb. 1: Eigenschaften eines guten Zieles (nach Whitmore, 1995)

Der Coach sorgt dafür, dass die Leistungsziele des Klienten möglichst allen Eigenschaften aus Abbildung 1 gerecht werden. Sollte dies nicht der Fall sein, werden die Ziele entweder umformuliert oder geändert. So kann man sicherstellen, dass die Ziele auch wirklich umgesetzt und erreicht werden. (Rauen, 2001, S. 173)

Nachdem die Ziele festgelegt sind, wird als nächster Schritt die momentane Situation abgeklärt. Dadurch können die Ziele stärker in den Mittelpunkt gestellt werden. Auch können sie bei Bedarf verändert werden. Dies ist dann der Fall, wenn sich die Situation anders darstellt als ursprünglich geplant. Die Objektivität ist bei der Realitätsprüfung das wichtigste Kriterium. Verzerrt werden kann sie durch Meinungen, Beurteilungen, Vorurteile, Befürchtungen, Hoffnungen und Ängste. Es gibt zwar keine absolute Objektivität, aber man sollte ihr so nah wie möglich kommen. Der Coach sollte außerdem unvoreingenommen sein und die Fähigkeit besitzen, Fragen so formulieren zu können, dass der Klient sachlich antwortet. Auch wichtig ist, dass der Coach beschreibend statt beurteilend vorgeht und den Klienten darin bestärkt es ihm gleichzutun. Dadurch wird die Unvoreingenommenheit und Objektivität aufrechterhalten. Ebenfalls wird die kontraproduktive und Wahrnehmung verzerrende Selbstkritik verringert. Eingeleitet werden sollten die Fragen in der Phase der Realitätsprüfung mit den Fragewörtern Was, Wann, Wo und Wieviel. Die Fragewörter Wie und Warum werden nur sparsam verwendet. (Whitmore, 1995, S. 72-87)

Danach folgt das Finden von Optionen und alternativen Strategien. Hier sollen möglichst viele alternative Vorgehensweisen entwickelt und aufgeschrieben werden. Wichtiger als ihre Qualität und Durchführbarkeit ist dabei die Menge der Optionen. Daraus ergeben sich dann die spezifischen Handlungsschritte. Die Aufgabe des Coaches besteht darin, eine angstfreie Atmosphäre zu schaffen, die es ermöglicht, dass der Klient diese Optionen selbst findet. (Whitmore, 1995, S. 88-95)

In der vierten Phase wird geklärt, was genau zu tun ist. Entscheidungen werden getroffen und ein Handlungsplan aufgestellt. Der Coach strukturiert und steuert diesen Prozess durch WILLENS-Fragen. Diese Fragen sind in den meisten Coaching-Situationen anwendbar und können durch weitere Fragen ergänzt werden, um einzelne Bereiche besser abzuklären. (Whitmore, 1995, S. 96-100)

Zum Abschluss übergibt der Coach dem Klienten seine schriftlichen Aufzeichnungen der vereinbarten Handlungsschritte und seiner Antworten zu den Fragen der vierten Phase (den WILLENS-Fragen). Er geht alles nochmal mit ihm durch, um sicher zu stellen, dass die Aufzeichnungen korrekt sind. Der Klient soll alle Punkte verstehen und mit ihnen übereinstimmen. (Whitmore, 1995, S. 100-101)

2.2 Erarbeitung der einzelnen Stufen mit der Klientin

Die Dinge, die in den einzelnen Stufen des GROW-Modells mit der Klientin erarbeitet werden, sind in der nachfolgenden Tabelle aufgeführt.

Tab. 1: Erarbeitung der einzelnen Stufen des GROW-Modells

GOAL setting	Jede Coaching-Sitzung beginnt mit der Festlegung eines Ziels für diese Sitzung. Im Eingangsgespräch ist das Ziel, die Erarbeitung eines ungefähren Handlungsplans über die nächsten Schritte, damit die Klientin weiß, was sie genau erwartet im Laufe des Coachings. In der ersten richtigen Sitzung (nicht das Eingangsgespräch) definiert die Klientin ihre kurz- und langfristigen Ziele. Zu ihren kurzfristigen Zielen zählen, dass sie im Alltag mehr auf sich achtet und sich kleine Pausen gönnt. Auch möchte sie gute Strategien entwickeln, mit denen sie einem Heißhungeranfall verhindern kann. In den nächsten vier Wochen will sie außerdem drei Kilo abnehmen. Zum langfristigen Ziel zählt eine Gewichtsreduktion um 15 kg. Dadurch möchte sich die Klientin wieder wohler in ihrem Körper fühlen und mehr Selbstbewusstsein bekommen. Des Weiteren möchte sie den Stress reduzieren, keine Heißhungeranfälle mehr haben und ohne schlechtes Gewissen auch mal ein Stück Schokolade essen, ohne dass es damit endet, dass sie große Mengen davon verzehrt. Das alles soll bis Januar 2019 erreicht sein.

	Die Ziele der Klientin weisen die Eigenschaften eines guten Zieles (siehe Abb. 1) auf und werden so festgehalten. Die darauffolgenden drei Termine haben immer das Ziel, Problemlösungen zu entwickeln und die Lösungswege zu erarbeiten. Das letzte Coaching dient dem Ziel, der Klientin deutlich zu machen, dass sie ihre Ziele nun weiterhin selbstständig umsetzen muss. Nur so kann sie diese auch wirklich erreichen.
REALITIY checking	In der ersten Sitzung wird die aktuelle Situation/das aktuelle Verhalten geklärt. Dies ist Kapitel 1 zu entnehmen. Des Weiteren erzählt die Klientin, was sie bisher für ihre Ziele getan hat und was dabei herausgekommen ist. Sie sagt, dass sie schon verschiedene Diäten probiert hat (z.B. Shake-Diät), dies aber nur einen kurzfristigen Erfolg gebracht hat, da sie schnell wieder in alte Verhaltensmuster gefallen ist. Schwierigkeiten hatte sie damit, weil die Heißhungeranfälle schon zur Gewohnheit geworden sind und der „Druck" nach einem stressigen Tag einfach zu groß war. Auch Süßigkeiten im Alltag (z.B. Büro, Feien) konnte sie nicht lange widerstehen. In den nächsten Sitzungen wird jeweils wieder die aktuelle Situation abgefragt. Die Klientin erzählt, was sich seit der letzten Sitzung an ihrer Situation geändert hat.
OPTIONS	Als Strategie/Lösung fällt ihr Folgendes ein: über den Tag Kalorien einsparen, damit sie abends mehr essen kann, einen besseren Überblick über die zugeführten Kalorien zu haben (Ernährungsprotokoll führen und Lebensmittel tracken mithilfe einer App), das Abendessen um drei Stunden nach hinten verschieben, keine Süßigkeiten mehr einkaufen, Süßigkeiten auf Geburtstagsfeiern/im Büro ablehnen, Familienmitgliedern/Freundinnen/Arbeitskollegen sagen, dass sie ihr keine Süßigkeiten mehr anbieten/schenken sollen, Ablenkung (z.B. spazieren gehen, lesen), Entspannungsverfahren, um abends nicht mehr so einen „Druck" zu

	haben und ihrem Ex-Mann Aufgaben abgeben, die ihre gemeinsamen Kinder betreffen.
WAHT, WHEN, WHO, WILL	In dieser Stufe erarbeitet die Klientin, was wer tun muss, damit die Strategien umgesetzt werden können und sie ihre Ziele erricht.

2.3 Maßnahmenplan zum Verhaltenstraining

Es gibt verschiedene Methoden im Verhaltenstraining, mit denen gearbeitet werden kann. Die gewählten Methoden für die Klientin sind: die Verhaltensanalyse, die Selbstbeobachtung und die Selbstverstärkung.

Für die Verhaltensanalyse wird das SORKC-Modell von Kanfer und Saslow verwendet. Die nächste Tabelle zeigt auf, was in den einzelnen Stufen des Modells erarbeitet wird.

Tab. 2: Verhaltensanalyse mithilfe des SORKC-Modells

SORCK-Komponente	Fragen	Verhaltensanalyse
Stimulus	In welcher Situation tritt das Verhalten auf?	Die Klientin hat einen stressigen Tag und weiß nicht, wie sie den Stress abbauen soll.
	Wie lässt sich die Situation genau beschreiben?	Nach dem Abendessen bekommt sie ein großes Verlangen auf Süßigkeiten.
Organismus	Welche Erwartungen hat die Klientin bezüglich der Situation?	Sie erwartet einen Stressabbau durch Essen.
	Welche Überzeugungen prägen den Umgang mit der Situation?	Süßigkeiten helfen, den Stress abzubauen. Süßigkeiten in der großen Menge führen zur Gewichtszunahme.
Reaktion	Wie handelt die Klientin?	Isst viele Süßigkeiten in kurzer Zeit.
	Was denkt, fühlt sie?	Zuerst fühlt sich die Klientin gut, danach hat sie ein schlechtes Gewissen. Meistens hört sie erst auf zu essen, wenn Übelkeit

		eintritt. Die innere Unruhe, die vor dem Heißhungeranfall da war, verschwindet.
	Wie nimmt sie ihren Körper wahr?	Die Klientin ist sehr unzufrieden mit ihrem Körper, da sie in den letzten Monaten einige Kilos zugenommen hat.
Kontingenz	Tritt die Konsequenz nach jeder Reaktion auf?	Ein Gefühl der Zufriedenheit und Entspannung tritt kurzfristig immer ein, verfliegt aber ziemlich schnell wieder.
Konsequenz	Was folgt kurzfristig aus dem Verhalten?	Die Klientin entspannt sich und ist zufrieden.
	Was folgt langfristig aus dem Verhalten?	Das Verhalten führt zu einer Gewichtszunahme und Unzufriedenheit mit sich und ihrem Körper.

Die nächste Methode im Verhaltenstraining ist die Selbstbeobachtung (Fuchshuber, 2009, S. 81). Die Klientin führt weiterhin ein Ernährungsprotokoll. Die Inhalte dieses Protokolls sind Kapitel 1.1 zu entnehmen. Ergänzt wird das Ernährungsprotokoll durch ein Protokoll mit den sportlichen Aktivitäten. Hier trägt die Klientin ein, wann und wie lange sie körperlich aktiv ist. Somit hat sie jederzeit einen guten Überblick über ihr Ernährungs- und Sportverhalten.

Des Weiteren findet die Selbstverstärkung Anwendung im Coachingprozess. Die Klientin darf sich nach Auftreten eines gewünschten Verhaltens selbst mit einem Verstärker belohnen. Unterschieden werden dabei die sichtbaren, realen Verstärker und die verdeckten Verstärker. (Fuchshuber, 2009, S. 81-82)

Die Klientin hat sich als sichtbare, reale Verstärker für einen Kinobesuch mit ihren Kindern entschieden. Das gewünschte Verhalten dahinter ist, wenn sie das nächste Mal kurz vor einem Heißhungeranfall steht, dass sie diesem nicht nachgibt, sondern ihn durch erarbeitete Verfahren umgehen kann. Der zweite sichtbare, reale Verstärker wird die Uhr sein, die sie sich schon lange wünscht. Mit den sichtbaren, realen Verstärkern gehen die verdeckten Verstärker einher. Die Klientin ist in Zukunft immer Stolz, wenn sie eine Situation gemeistert hat und lobt sich selbst dafür.

2.4 Maßnahmenplan zur Rückfallprophylaxe

Die Rückfallprophylaxe dient dem Ziel, der Stabilisierung der Coaching-Erfolge bzw. der Senkung des Rückfallrisikos. Dabei werden die Strategien zur Prävention und zum Umgang mit Rückfällen nicht erst im Abschlussgespräch thematisiert, sondern schon während des Beratungsprozesses erarbeitet. Im Folgenden werden verschiedene Strategien in den jeweiligen Beratungsstufen (vor der Beratung, während der Beratung und nach der Beratung) näher betrachtet und mit der Klientin erarbeitet.

Für den Zeitpunkt des Beratungsbeginns wird die Strategie der Aufklärung gewählt. Die Klientin muss verstehen, dass Rückfälle zum Prozess der Veränderung gehören und sie häufiger vorkommen können. Es ist gut möglich, dass die Klientin zwischendurch schlechte Tage hat, an dem alles ausweglos scheint und es ihr schwer fällt, sich etwas Gutes zu tun. Dies ist vollkommen normal. Wichtig ist jedoch, einem solchen zeitlich begrenzten „Rückschlag" früh genug gegenzusteuern, um nicht wieder dauerhaft in alte Verhaltensmuster zu rutschen. (Vocks & Legenbauer, 2010, S. 145)

Während der Beratung ist eine weitere Strategie das Einüben des Umgangs mit Risikosituationen. Zuerst werden hier die Situationen identifiziert, in denen die Wahrscheinlichkeit eines Rückfalles erhöht ist. Man kann zwischen vorhersehbaren kritischen Situationen und zeitlich nicht vorhersehbaren, also unerwarteten, Situationen unterscheiden. Um die schwierigen Situationen herauszuarbeiten, die bereits vorhersehbar sind, empfiehlt es sich, dass die Klientin ihren Kalender durchblättert und schaut, welche Zeiten kritisch werden könnten. Auch erarbeitet sie ein Arbeitsblatt, in dem Folgendes eingetragen wird:

> ➤ Zukünftige Situationen, die die Wahrscheinlichkeit für einen Rückschlag erhöhen (vorhersehbare kritische Situationen und nicht vorhersehbare kritische Situationen)
> ➤ Anzeichen dafür, dass es zu einem Rückschlag kommen könnte
> ➤ Mittel, um sich in dieser Situation vor einem Rückfall zu schützen

Bei den zukünftigen Situationen, die die Wahrscheinlichkeit für einen Rückschlag erhöhen, zählen bei ihr als vorhersehbare kritische Situationen:

> ➤ Ferienzeit ihrer Kinder
> ➤ Geburtstagsfeiern von Freunden, Familie und Arbeitskollegen

Zeitlich nicht vorhersehbare Situationen können bei ihr auftreten, wenn:

- ➢ eines ihrer Kinder krank wird
- ➢ sie viel Stress im Job hat, den sie nicht bewältigen kann
- ➢ sie Süßigkeiten in größeren Mengen im Haus hat
- ➢ jemand im Büro Süßigkeiten mitbringt und ihr anbietet

Als frühe Anzeichen dafür, dass es zu einem Rückschlag kommen könnte, zählt sie auf:

- ➢ innere Unruhe
- ➢ Unzufriedenheit mit sich und ihrem Körper
- ➢ negative Gedanken
- ➢ Gedanken kreisen häufig um Süßigkeiten

Mittel, um sich in diesen Situationen vor einem Rückfall zu schützen, sind:

- ➢ Stress verringern: einen „Verwöhntag" einlegen, an dem sie sich es richtig gut gehen lässt
- ➢ Ablenkung: z.B. spazieren gehen, lesen oder etwas mit den Kindern unternehmen

Diese Risikosituationen werden mit der Klientin in der Vorstellung trainiert. Dazu eignen sich Rollenspiele (z.B. Ablehnen einer Süßigkeit auf Geburtstagsfeiern oder auf der Arbeit). Das kurze übernehmen einer anderen Rolle führt außerdem dazu, dass die Klientin eine neue Perspektive gewinnen kann. (Vocks & Legenbauer, 2010, S. 145-149)

Noch eine Strategie während des Beratungsprozesses ist das Stressmanagement. Stressmanagement kann als Selbstkontrolle in belastenden Situationen aufgefasst werden. (Günther, 2006, S. 154)

Es ist für die Klientin sehr wichtig, da sie häufig unter Stress leidet und dieser große Auswirkungen auf sie und ihren Körper hat. Gemeinsam werden kurzfristige und langfristige Stressmanagementmethoden erarbeitet. (Günther, 2006, S. 156-157)

Zu den kurzfristigen Methoden zählt das Verlassen der Situation bzw. die Situationsvermeidung (Günther, 2006, S. 157-158). Wenn die Klientin z.B. im Büro, wenn ihr Süßigkeiten angeboten werden, merkt, dass sie sich danach nicht mehr bremsen kann was den Verzehr von Schokolade usw. angeht, entfernt sie sich aus der Situation. Sie steht dann auf und geht ein paar Schritte (z.B. zur Toilette). Auch wird sie ihre Kollegen bitten, keine Süßigkeiten mehr anzubieten, wenn sie im Raum ist und sie lagert zuhause nichts davon. Dadurch vermeidet sie Situationen, die zu einem Verzehr großer Mengen Süßigkeiten führen könnten.

Ein weiterer Punkt ist die Ablenkung (Günther, 2006, S.158). Bevor sie zu Süßigkeiten greift will sie lieber spazieren gehen, ein Buch lesen, mit ihren Kindern spielen oder Sport machen.

Die Kurzentspannung (Günther, 2006, S.158) zählt ebenfalls zu den Methoden des Stressmanagements. Zustände innerer Erregung und Anspannung reduzieren sich damit. Die Kurzentspannung kann leicht im Alltag angewendet werden. In Stresssituationen wird die Klientin in Zukunft, im Sitzen oder Liegen, kurz ihre Augen schließen (Reduktion externer Reize) und sich so entspannen.

Zu den langfristigen Methoden gehört die Teilnahme an einem Stressmanagementprogramm (Günther, 2006, S. 157), bei dem die Gruppe von einem erfahrenen Kursleiter moderiert wird. Dort werden Situationen analysiert und Verhaltensalternativen entwickelt.

Weiterhin wird sie wieder einer für sie befriedigenden Aktivitäten nachgehen (Günther, 2006, S. 159). Aus Zeitmangel hat sie ihr früheres Hobby, das Handball spielen, aufgegeben. Dadurch hat sie auch den Kontakt zu früheren Freundinnen aus dem Verein verloren. Die letzten Jahre lebte sie nur für ihre Kinder und ihren Job. Um diesem Hobby wieder nachgehen zu können, zieht sie es sogar in Erwägung, im Job kürzer zu treten und die Arbeitszeit zu verringern. Finanziell würde dies keine Probleme geben, denn ihr Ex-Mann bezahlt unterhalt für die gemeinsamen Kinder. Auch kann sie ihre Eltern bitten die Kinder ein paar Stunden pro Woche länger zu betreuen, um mehr Zeit für sich zu haben. Ebenfalls will sie sich mehr Zeit verschaffen, indem sie Aufgaben abgibt. Ihr Ex-Mann kann z.B. auf Elternabende gehen.

Wenn sie wieder einem Hobby nachgeht, wird sie auch wieder mehr soziale Kontakte aufbauen (Günther, 2006, S. 159), die nicht nur ausschließlich beruflichen Zwecken dienen, und diese auch pflegen. Der Aufbau sozialer Kontakte wird zu ihrem Wohlbefinden beitragen und sie ablenken von eventuell auftretenden Heißhungeranfällen.

Die letzte langfristige Methode ist die Planung und das Zeitmanagement (Günther, 2006, S. 159-160). Es hilft ihr, wenn sie abends Aktivitäten plant (z.B. Veranstaltungen), um so nicht in die Versuchung eines Heißhungeranfalls zu kommen. Auch will sie ihren Tag so planen, dass sie genug Zeit für sich und ihre Aktivitäten hat.

Die gewählte Strategie, die nach der Beratung erfolgt sind die Folgetreffen. Da die Klientin Mitglied in dem Studio ist, in dem auch das Caching stattfindet, sind Folgetreffen kein großer Aufwand für Klientin und Coach. Es werden weiterhin wöchentlich kurze

Gesprächstermine stattfinden (20-30 Minuten) um zu klären, ob alles gut läuft und falls eventuelle Schwierigkeiten auftreten, diese zu besprechen.

3 Darstellung einer Coachingsitzung

In diesem Abschnitt der Arbeit wird zunächst auf die Besonderheiten der Coachinghaltung eingegangen. Danach werden Techniken einer klientenzentrierten und lösungsorientierten Geprächsführung beschrieben. Weiterhin wird eine ausgewählte Sitzung des Coachings näher beschrieben und zum Schluss wichtige Gesprächspassagen aus dieser Sitzung dargestellt.

3.1 Besonderheiten der Coachinghaltung

Es gibt drei Grundhaltungen des Coaches, die den Erfolg einer Beratung bestimmen. Diese sind:

> Authentizität (in der Begegnung – ohne professionelle oder andere Maske – als die Person, die man ist)

> Akzeptanz (und Wertschätzung des anderen mit all seinen Stärken und Schwächen)

> Empathie (in dessen inneres Erleben der Welt)

(Behr, 1987, S. 142)

Nachfolgend werden die beiden Grundhaltungen Authentizität und Empathie näher beschrieben.

Authentizität ist ein wichtiges Kriterium für die Wirksamkeit einer Beratung. Je echter der Coach wirkt, desto größer ist sein Charisma und seine Überzeugungskraft gegenüber dem Klienten steigt. Deshalb sollte der Coach auch offen zu seinen Ecken und Kanten stehen. Authentizität im Sinne von Echtheit und Kongruenz von Denken, Reden und Handeln des Coaches sollte zu jedem Zeitpunkt der Beratung gegeben sein. (Hullmann, 2017, S. 26)

Eine weitere zentrale Eigenschaft des Coaches ist die Empathie. Empathie beschreibt die Fähigkeit des Einfühlens und Nachempfindens der Erlebnisse und Gefühle des Klienten, sowie das Vermögen, dessen Handlungen und Absichten nachzuvollziehen und dessen Handlungsmotive zu verstehen. Der Coach braucht ein Fingerspitzengefühl für zwischenmenschliche Beziehungen und emotionale Zustände, ohne dabei zu werten oder zu verurteilen. Der Coach muss sich allerdings jederzeit über seine eigenen Gefühle im Klaren sein. Ist dies nicht der Fall, können subtile nonverbale Widersprüche in die Kommunikation einfließen. Außerdem sollte der Coach immer wieder seine Neutralität überprüfen, denn die Gefahr besteht, im Laufe der Beratung nicht mehr genügend Distanz wahren zu können und dann die Rolle des Beraters zu verlieren. (Leimon, Moscovici & McMahon, 2014, S. 51)

3.2 Techniken einer klientenzentrierten und lösungsorientierten Gesprächsführung

Es gibt verschiedene Techniken einer klientenzentrierten und lösungsorientierten Gesprächsführung. Drei Techniken davon werden im weiteren Verlauf erläutert.

Eine dieser Techniken ist das aktive Zuhören. Der Klient soll sich verstanden fühlen und sich öffnen. Dabei beurteilt der Coach nicht das Gesagte und gibt auch keine Ratschläge. Der Coach kann dem Klienten verschiedene Signale senden, um ihm zu zeigen, dass er aufmerksam und empathisch zuhört. Folgende Signale sind dafür geeignet:

➢ aufmunternde Fragen, Nicken, „hmm", „ja"

Dadurch signalisiert der Coach, dass er Interesse an dem Gespräch hat und dem Klienten aufmerksam folgt.

➢ lächeln, freundlich und charmant sein, zuversichtlich und neugierig bleiben

Der Coach zeigt damit Verständnis, strahlt dadurch aber keine Resignation aus.

➢ Kernaussagen wiederholen

Damit zeigt der Coach, dass er die Thematik im Sinne des Klienten verstanden hat. Im Anschluss daran kann er eine aufmunternde Frage stellen.

➢ emphatisch Nachfragen, Gestik, Mimik und Stimmlage

Damit signalisiert der Coach seine emotionale Beteiligung. Hier empfiehlt es ich, Inhalte und Affekte als Frage kurz zusammen zu fassen. Jedoch ist darauf zu achten, dass nicht einfach „nachgeplappert" wird.

Das stellen von Verständnisfragen, die auf Gefühle, geistige Strategien oder Handlungen des Klienten eingehen, ist die effektivste Form des aktiven Zuhörens. (Migge, 2007, S. 32-33)

Eine weitere Technik ist das Spiegeln. Durch das Zusammenfassen dessen, was der Coach soeben gehört hat, wird geklärt, ob man sein Gegenüber richtig verstanden hat und signalisiert außerdem gleichzeitig, dass man aufmerksam zugehört hat. Beim Spiegeln passt sich der Coach an den Klienten an, sowohl beim nonverbalen Verhalten (z.B. Gestik, Mimik, Sitzposition und Atmung), als auch bei der Verwendung von Redewendungen. Der Coach versetzt sich beim Spiegeln in das Weltbild des Klienten und macht dies in Sprache und Verhalten deutlich. Dabei „äfft" der Coach den Klienten nicht nach. Es dient lediglich dazu, den Klienten und seine Sicht der Dinge zu verstehen. Auf folgende Punkte kann der Coach dabei achten, wenn er den Klienten in seiner Welt abholt:

> Körperhaltung (Wie sitzt der Klient? Wie hält er seine Arme? Ist der Klient dem Coach zu- oder abgewandt?

Teile des Bewegungs- und Haltungsmusters sollten übernommen werden)

> Hören (Benutzt er Metaphern oder Aussagen, die auditiv orientiert sind?)

> Fühlen (Bezieht sich der Klient eher auf Körperempfindungen?)

> Schmecken (Bezieht sich der Klient auf Sinneswahrnehmungen des Geschmackssinns?)

> Riechen (Bezieht sich der Klient auf Sinneswahrnehmungen des Riechapparats?)

> Gestik und Mimik (Sind Gestik und Mimik ausdrucksstark oder unkoordiniert, eher arm und leer, schnell oder langsam?)

> Ressourcen (Was bestimmt den Klienten gerade? Ist er bei sich oder bei anderen? Welche Grundmuster sind ihm wichtig?)

(Migge, 2007, S. 34)

Die letzte Technik der klientenzentrierten und lösungsorientierten Gesprächsführung, die hier beschrieben wird, ist das Feedback geben. Es soll dem Klienten bei einer realistischen Selbsteinschätzung helfen. Das Feedback darf dabei nicht parteiisch, sondern muss neutral sein. Nur so kommt der Klient in seinem Wunsch nach Verbesserung weiter. Schmeichelei oder unangemessene Kritik helfen ihm nicht dabei seine Situation und Wirkung auf andere Menschen besser einzuschätzen. Dem Klienten sind oft viele Verhaltensweisen nicht bewusst. Eventuell bewirkt er mit seinem Verhalten etwas völlig anderes als gewünscht. In diesem Fall ist es gut einen „Spiegel" zu haben, der ihm zeigt, wie er wirkt. Dies kann der Coach mit dem Geben von ehrlichem Feedback erreichen. Dabei sollte der Coach darauf achten, dass er sich genügend Zeit dafür nimmt und den Klienten nicht mit zu viel Feedback auf einmal überfordert. (Rauen, 2014, S. 90)

3.3 Darstellung einer ausgewählten Sitzung mit der Klientin

Im Folgenden wird die erste Sitzung (nicht das Eingangsgespräch) mit der Klientin dargestellt. Dabei wird auf das Ziel der Sitzung, den Ablauf und das Ergebnis eingegangen. Am Anfang wird die Klientin begrüßt und nimmt der Coach nimmt Rapport auf. Anschließend begeben sich Klientin und Coach in einen separaten Raum, um ungestört arbeiten zu können.

Die Sitzung startet damit, dass die Klientin ihr Ziel definiert, das während dieser Sitzung erreicht werden soll. Zuerst nennt sie ein unrealistisches Ziel, nämlich dass sie einen Plan haben möchte, mit dem sie abnehmen kann. Mit ein gezielten Fragen bringt der Coach die Klientin dazu, ihre kurz- und langfristigen Ziele zu definieren.

Zu ihren kurzfristigen Zielen zählen, dass sie im Alltag mehr auf sich achtet und sich kleine Pausen gönnt. Auch möchte sie gute Strategien entwickeln, mit denen sie einen Heißhungeranfall verhindern kann. In den nächsten vier Wochen will sie außerdem drei Kilo abnehmen.

Zum langfristigen Ziel zählt eine Gewichtsreduktion um 15 kg. Dadurch möchte sich die Klientin wieder wohler in ihrem Körper fühlen und mehr Selbstbewusstsein bekommen. Des Weiteren möchte sie den Stress reduzieren, keine Heißhungeranfälle mehr haben und ohne schlechtes Gewissen auch mal ein Stück Schokolade essen können, ohne dass es damit endet, dass sie große Mengen davon verzehrt. Das alles soll bis Januar 2019 erreicht sein.

Die Ziele der Klientin weisen die Eigenschaften eines guten Zieles (siehe Abb. 1) auf und werden so festgehalten.

Danach wird die aktuelle Situation analysiert. Die Klientin erzählt, dass sich nicht viel daran verändert hat, seit sie das letzte und gleichzeitig auch das erste Gespräch mit dem Coach hatte. Geändert hat sich nur, dass sie pro Tag zusätzlich 20-30 Minuten spazieren geht. Eine Gewichtsabnahme hat sie dennoch nicht erreicht, da sie beim Mittagessen etwas mehr gegessen hat und dies die zusätzlich verbrannten Kalorien wieder ausgleicht. Sie hat aber die letzte Woche nur einen Heißhungeranfall gehabt, was schon ein Vortschritt ist, da sie sonst zwei bis drei Anfälle pro Woche hat.

Als nächsten Schritt erarbeitet die Klientin Strategien, die helfen, ihr Verhalten zu ändern. Folgende Dinge nennt sie: „Nein" sagen, wenn ihr jemand Süßigkeiten anbietet, keine Süßigkeiten mehr im Haus lagern, sich ablenken, wenn Sie kurz vor einem Heißhungeranfall steht und wieder mehr Sport machen. Weiterhin entscheidet sie, welche der genannten Strategien sie auf jeden Fall anwenden wird.

Dann erzählt sie, welche möglichen Hindernisse auftreten können bei der Anwendung der Strategien, wie sie es trotzdem schaffen wird die Situation zu meistern und wer sie dabei unterstützen kann.

Zum Ende der Sitzung fasst der Coach nochmal alles zusammen, was während dieser 60 Minuten besprochen und erarbeitet wurde.

3.4 Wichtige Gesprächspassagen der ausgewählten Sitzung

Nachfolgend werden wichtige Gesprächspassen der oben genannten Sitzung aufgeführt.

Coach: „Frau M., was möchten Sie bis zum Ende dieser Sitzung erreicht haben?"

Klientin: „Ich möchte einen Plan, wie ich abnehmen und meinen Stress reduzieren kann."

Coach: „Jetzt sofort?"

Klientin: „Nein, das wäre zu viel verlangt. Mir würde es reichen, erste einmal Strategien zu entwickeln, wie ich meine Heißhungeranfälle und die Lust auf Süßigkeiten in den Griff bekommen kann, denn dies hat zu der enormen Gewichtszunahme geführt."

Coach: „Denken wir mal langfristig. Warum möchten Sie abnehmen?"

Klientin: „Ich möchte mich wieder wohler fühlen in meiner Haut und Selbstbewusster werden."

Coach: „Gut. Wie viel möchten Sie denn abnehmen?"

Klientin: „15 kg."

Coach: „In welchem Zeitraum möchten Sie die 15 kg abnehmen?"

Klientin: „Bis Januar 2019"

Coach: „Bis zu welchem Tag genau?"

Klientin: „15. Januar 2019."

Coach: „Heute ist der 01. Februar 2018. Sie haben also 11 ½ Monate Zeit."

Klientin: „In den nächsten vier Wochen möchte ich allerdings schon drei Kilo abnehmen. Der Rest wären dann noch 12 kg in 10 ½ Monaten"

Coach: „Bis zum 01. März möchten Sie also 72 kg wiegen?"

Klientin: „Ja genau."

Coach: „Das können Sie auf jeden Fall schaffen. Das Ziel ist realistisch. Sie erwähnten bei unserem letzten Gespräch auch noch, dass sie viel Stress haben und darunter leiden. Ist das ein weiteres Ziel von Ihnen?"

Klientin: „Ja richtig. Der Stress führt zu Heißhungerattacken, durch die ich so viel zugenommen habe. Ich möchte mir deshalb im Alltag mehr Zeit für mich gönnen und mir kleine Pausen schaffen. Irgendwann will ich soweit sein, dass ich keine Heißhungeran-fälle mehr habe und auch weiß, wie ich mit Stress umgehen kann."

Coach: „Bis wann wollen Sie erreichen, dass Sie nicht mehr unter den Heißhungeranfäl-len leiden und wissen, wie Sie mit Stress umzugehen haben?"

Klientin: „Die Heißhungeranfälle möchte ich bis Anfang Januar 2019 aus meinem Le-ben streichen. Ich habe auch häufig das Problem, dass ich mich nicht mehr zurück hal-ten kann, wenn mir irgendwo ein Stück Schokolade angeboten wird. Das Verlangen ist dann so groß, dass ich Süßigkeiten dann regelrecht verschlinge. Auch das soll nicht mehr vorkommen. Der Umgang mit Stress soll in naher Zukunft erlernt werden. Am besten so schnell wie möglich."

Coach: „Das soll es erstmal mit den Zielen gewesen sein. Gehen wir zum aktuellen Stand über. Aus den vorherigen Fragen kann ich ableiten, dass Sie im Moment 75 kg wiegen. Habe ich das so richtig verstanden?"

Klientin: „Ja, das haben Sie richtig verstanden."

Coach: „Wann haben Sie sich das letzte Mal gewogen?"

Klientin: „Heute morgen."

Coach: „Wie sieht es momentan mit Heißhungeranfällen aus. Wie oft haben Sie diese?"

Klientin: „Seit unserem Gespräch letzte Woche hatte ich bisher nur einen. Ansonsten sind es ca. zwei bis drei Stück in der Woche."

Coach: „Was denken Sie, woran es liegt, dass sie nur einen Heißhungeranfall hatten?"

Klientin: „Die Kinder haben ein paar Nächte bei ihrem Vater geschlafen. Dadurch hatte ich weniger Stress und konnte mal entspannen."

Coach: „Seitdem hat Ihnen auch niemand im Büro Süßigkeiten angeboten?"

Klientin: „Stimmt. Das ist auch ein Punkt. Ich kam gar nicht erst in die Versuchung große Mengen Süßigkeiten zu verschlingen."

Coach: „Das ist doch sehr gut. Haben Sie seit unserem letzten Gespräch etwas getan, um das Ziel der Gewichtsreduktion zu erreichen?"

Klientin: „Ich war jeden Tag für 20-30 Minuten spazieren. Habe aber auch etwas mehr zu Mittag gegessen. Deswegen habe ich wahrscheinlich auch noch nicht an Gewicht verloren."

Coach: „Zusätzliche körperliche Aktivität ist auf jeden Fall schon ein sehr guter An-fang. Machen Sie weiter so."

Coach: „Was könnten Sie noch alles tun, um Gewicht zu verlieren?"

Klientin: „Ich könnte öfter Sport machen."

Coach: „Was noch?"

Klientin: „Ich könnte lernen „Nein" zu sagen, wenn mir jemand Süßigkeiten anbietet."

Coach: „Was noch"?

Klientin: „Ich lagere keine Süßigkeiten mehr in meinem Haus."

Coach: „Fällt Ihnen noch etwas ein?"

Klientin: „Ich könnte mich Ablenken, wenn ich merke, dass ich kurz vor einem Heißhungeranfall stehe."

Coach: „Auf welche Art könnten Sie mehr Sport machen?"

Klientin: „Ich könnte wieder meinem früheren Hobby, dem Handball spielen, nachgehen und öfter joggen gehen."

Coach: „Frau M., ich fasse die Liste der Optionen zur Gewichtsabnahme , die Sie erarbeitet haben, kurz zusammen. Folgende Dinge haben Sie genannt: „Nein" sagen, wenn Ihnen jemand Süßigkeiten anbietet, keine Süßigkeiten mehr im Haus lagern, sich ablenken, wenn Sie kurz vor einem Heißhungeranfall stehen und wieder Handball spielen. Was werden Sie tun?"

Klientin: „Ich werde mich definitiv ablenken, wenn ich merke, dass gleich ein Heißhungeranfall folgt."

Coach: „Wie genau werden Sie sich ablenken?"

Klientin: „Ich werde spazieren gehen, ein Buch lesen oder etwas mit meinen Kindern machen wie z.B. auf den Spielplatz gehen."

Coach: „Werden Sie noch etwas anderes tun?"

Klientin: „Langfristig gesehen werde ich auf jeden Fall wieder anfangen Handball zu spielen. Womit ich sofort anfange, ist, dass ich keine Süßigkeiten mehr zuhause lagere. Ich kann mir vorstellen, dass diese Maßnahme die Heißhungeranfälle verringert. Sind die Süßigkeiten erst einmal im Haus, ist es schwer für mich zu widerstehen. Müsste ich erst einkaufen fahren, wäre mir das zu viel Aufwand."

Coach: „Gut. Das war es für den Anfang?"

Klientin: „Ja das reicht erstmal."

Coach: „Aber sind diese Maßnahmen auch realistisch?"

Klientin: „Ich denke schon."

Coach: „Welche möglichen Hindernisse sehen Sie?"

Klientin: „Meine Kinder essen gerne Schokolade und Chips. Ich denke es wird schwer, ihnen zu erklären, dass wir ab jetzt keine Süßigkeiten mehr im Haus haben. Das könnte für Streit sorgen. Ich stecke dann im Zwiespalt. Auf der einen Seite möchte ich natürlich nicht, dass meine Kinder sauer auf mich sind, auf der anderen Seite muss ich aber auch an mich denken."

Coach: „Sie stecken dann im Zwiespalt. Hmm. Wie schaffen Sie es diese Situation zu meistern?"

Klientin: „Ich werde es durchziehen und keine Süßigkeiten mehr kaufen für zuhause. Ich kaufe meinen Kindern gerne unterwegs eine Kleinigkeit, die sie dann gleich essen können. Mit der Zeit werden sie sich daran gewöhnen."

Coach: „Welche Unterstützung brauchen Sie dabei und von wem?"

Klientin: „Meine Eltern und meinen Ex-Mann. Sie müssen verstehen, dass ich ein Problem damit habe, wenn Süßigkeiten zuhause gelagert sind und mich nicht dafür verurteilen, dass die Kinder am Anfang darunter „leiden" wenn diese nicht mehr da sind. Auch dürfen sie, wenn sie die Kinder betreuen, nicht massenhaft Süßigkeiten da haben."

4 Ergebnisbewertung und Schlussfolgerung

Für ein ungestörtes, konzentriertes Arbeiten mit der Klientin hat das Coaching in einem extra Raum stattgefunden. Die benötigten Arbeitsmaterialien wie Stifte, Zettel, Flipchart usw. wurden vor jeder Sitzung vorbereitet. Außerdem hat sich der Coach die Notizen der letzten Coaching-Sitzung nochmals angeschaut, damit er genau weiß, wo die Klientin steht und bei welchem Schritt er ansetzen kann.

Die Lösungsbereitschaft der Klientin war sehr hoch. Sie kam mit einem klaren Ziel in das Coaching und hat eigenständig gute Lösungswege entwickelt, dieses zu erreichen bzw. ihre Ausgangssituation zu verändern.

Folgende Verhaltensänderungen wurden bisher erreicht:

> die Klientin nimmt sich im Alltag mehr Zeit für sich und ihre Bedürfnisse

> wenn sie innere Unruhe verspürt geht sie spazieren, um sich abzulenken und keinen Heißhungeranfall zu bekommen

> wenn sie schwierige Situationen gemeistert hat, belohnt sie sich selbst dafür

> sie lagert keine Süßigkeiten mehr in ihrem Haus und hat ihre Eltern dazu gebracht dies auch nicht zu tun

Die Klientin ist mit dem Ergebnis des Coachings zufrieden und zuversichtlich, dass sie ihre Ziele mithilfe der geplanten Strategien erreicht. Auch ist sie dankbar für die Maßnahmen der Rückfallprophylaxe. Hier ist ihr vor allem das Stressmanagement sehr wichtig. Die kurzfristigen Stressmanagementmethoden haben ihr schon in einigen Situationen geholfen und sie wird es weiterhin regelmäßig anwenden. Die Klientin freut sich ebenfalls darüber, dass sie ein kurzfristiges Ziel, nämlich die Gewichtsreduktion um drei Kilo, erreicht hat.

Aus diesem Coaching nehme ich die Erkenntnis mit, dass oft hinter einem bestimmten Ernährungsverhalten andere Ursachen stecken, als Unwissenheit über eine bedarfsgerechte Ernährung oder zu wenig körperliche Aktivität. Bei meiner Klientin werden die Heißhungeranfälle meist durch Stress ausgelöst. In solchen Situationen bringt es die Klientin nicht weiter, wenn man ihr Informationen über Ernährung gibt, sondern man muss an der Ursache/dem Hauptproblem ansetzen bzw. ihr Alternativen geben, wie sie nicht in solche Situationen gelangt oder wie sie sich daraus entfernt. Da dies auch meine erste Erfahrung im Coaching mit dem GROW-Modell war, gibt es noch ein paar Dinge, auf die ich nächstes Mal achten werden. Die Fragenfolge des Modells kann z.B. nicht immer wie vorgesehen bearbeitet werden und Flexibilität des Coaches ist dann erfordert.

5 Literaturverzeichnis

Behr, M. (1987). Carl R. Rogers und die Pädagogik. Theorienanspruch und Anwendungsprobleme des personenzentrierten Ansatzes in der Erziehung. In Gesellschaft für wissenschaftliche Gesprächspsychotherapie (GwG) (Hrsg.), *Rogers und die Pädagogik. Theorienanspruch und Anwendungsprobleme des personenzentrierten Ansatzes in der Pädagogik* (S. 141-168). Weinheim und München: Juventa Verlag

Deutsche Hochdruckliga (Hrsg.). (2017). *Patientenleitfaden Bluthochdruck*. Zugriff am 14.11.2017. Verfügbar unter https://www.hochdruckliga.de/tl_files/content/dhl/downloads/Patientenleitfaden-2017.pdf

Fuchshuber, A. (2009). *Der Einfluss von Coaching auf die Sportaktivität. Konzeption, Vermittlung und Evaluation eines Coachings zur sportbezogenen Ziel- und Handlungsregulation*. Dissertation, University of Parderborn. Bamberg.

Günther, A. (2006). Stressmanagement. In A., Barta, R., Wassmann & G. Buchkremer (Hrsg.), *Verhaltenstherapie. Grundlagen – Methoden – Anwendungsgebiete* (2. Aufl.) (S. 153-160). Stuttgart: Georg Thieme Verlag

Hullmann, I. (2017). How to coach (2. Aufl.). Stuttgart: Schattauer GmbH

Leimon, A., Moscovici, F. & McMahon, G. (2014). *Business-Coaching*. Parderborn: Junfermann Verlag

Mahlmann, R. (2001). *Einzel-Coaching: Kompetenz entwickeln. Grundsätzliches, Schattentage und Dialogbeispiele*. Weinheim und Basel: Beltz Verlag

Migge, B. (2007). *Handbuch Coaching und Beratung. Wirkungsvolle Modelle, kommentierte Falldarstellungen, zahlreiche Übungen* (2. Aufl.). Weinheim und Basel: Beltz Verlag

Rauen, C. (2001). *Coaching* (2. Aufl.). Göttingen: Hogrefe-Verlag

Rauen, C. (2014). *Coaching* (3. Aufl.). Göttingen: Hogrefe-Verlag

Vock, S & Legenbauer, T (2010). *Körperbildtherapie bei Anorexia und Bulimia Nervosa. Ein kognitiv-verhaltenstherapeutisches Behandlungsprogramm* (2. Aufl.). Göttingen: Hogrefe Verlag

Whitmore, J. (1995). *Coaching für die Praxis. Eine klare, prägnante und praktische Anleitung für Manager, Trainer, Eltern und Gruppenleiter* (2. Aufl.). Frankfurt am Main: Campus Verlag

WHO (2000). Obesity: Preventing and Managing the Global Epidemic. In World Health Organization (Hrsg.), *Technical Report Series, 894.*

6 Abbildungs- und Tabellenverzeichnis

6.1 Abbildungsverzeichnis

6.2 Tabellenverzeichnis

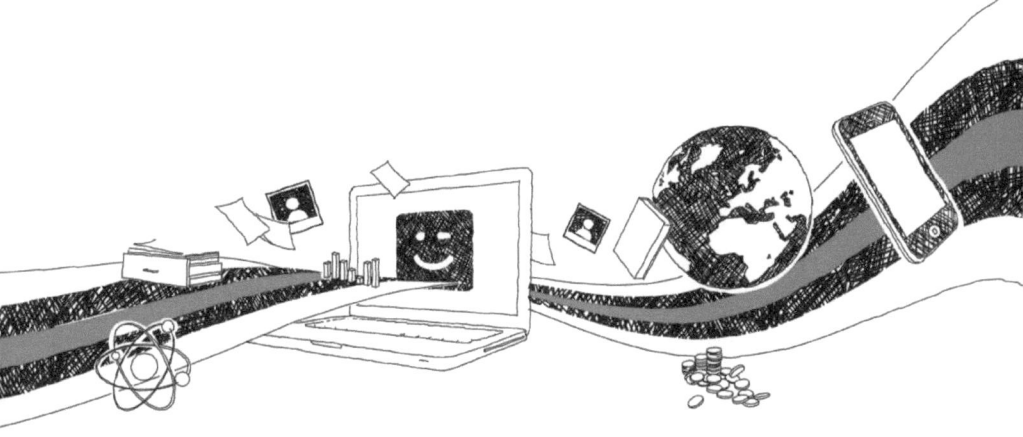
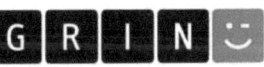